ESSAI

SUR

LES HERNIES MUSCULAIRES

PRÉCÉDÉ DE QUELQUES CONSIDÉRATIONS

SUR LES AUTRES DÉPLACEMENTS DES MUSCLES;

Par M. MOURLON,

Médecin aide-major de première classe.

Ancien interne de l'Asile impérial de Maréville; — Lauréat de la Faculté de
Strasbourg (Thèse sur le chloroforme, 1853); — Membre de la Société
des sciences naturelles et médicales de Seine-et-Oise; —
Membre correspondant de la Société de médecine
pratique de Paris, etc., etc.

PARIS

LIBRAIRIE DE LA MÉDECINE, DE LA CHIRURGIE ET DE LA PHARMACIE MILITAIRES

VICTOR ROZIER, ÉDITEUR,

Rue Childebert, 11.

Près la place Saint-Germain-des-Prés.

1861

ESSAI

SUR

LES HERNIES MUSCULAIRES

PRÉCÉDÉ DE QUELQUES CONSIDÉRATIONS

SUR LES AUTRES DÉPLACEMENTS DES MUSCLES;

PAR M. MOURLON,

Médecin aide-major de deuxième classe.

PARIS

LIBRAIRIE DE LA MÉDECINE, DE LA CHIRURGIE ET DE LA PHARMACIE MILITAIRES

VICTOR ROZIER, ÉDITEUR,

RUE CHILDEBERT, 11,

Près la place Saint-Germain-des-Prés.

—

1861

Imprimerie de Cosse et J. Dumaine, rue Christine, 2.

ESSAI

SUR LES

HERNIES MUSCULAIRES

Précédé

DE QUELQUES CONSIDÉRATIONS SUR LES AUTRES DÉPLACEMENTS
DES MUSCLES.

INTRODUCTION.

C'est en 1858 que j'observai pour la première fois une hernie musculaire par déchirure aponévrotique, produite dans un effort violent chez un servant à cheval du 14ᵉ régiment d'artillerie. J'en recueillis avec soin les détails : j'enregistrai avec regret les résultats négatifs du traitement employé.

Dernièrement, en ouvrant largement un abcès phlegmoneux profond de la cuisse, je produisis une affection toute semblable à celle de 1858. Cette fois j'eus la satisfaction de guérir mon malade, et de son phlegmon, et de sa hernie.

Jusqu'ici, les déplacements musculaires par déchirure aponévrotique ont peu attiré l'attention des chirurgiens. Les observations en sont rares, si j'en juge par celles qui sont consignées dans la science : Portal, Warren, Dupuytren, Rouillois, MM. Velpeau, Chanet et Jobert (de Lamballe) en ont rapporté quelques exemples; M. le baron Larrey a bien voulu m'en communiquer un des plus concluants. Ces quelques données, avec trois faits de ma pratique particulière, me permettent d'établir l'existence des hernies musculaires, que certains chirurgiens nient encore, M. Nélaton entre autres, et de poser des indications de cure radicale.

Avant d'étudier spécialement ces lésions, pour avoir une

idée de tous les déplacements musculaires, je vais jeter un
coup d'œil rapide sur ceux qui se produisent dans les fractures, les luxations, les grandes courbures des extrémités, etc.

Quelques mots sur les déplacements musculaires autres que
les hernies musculaires.

Les muscles de la vie de relation ne sont pas tous placés
dans les mêmes conditions de fixité. Les uns, les muscles
larges, adhèrent par une large surface au périoste et aux
saillies osseuses, et ne peuvent absolument pas être déplacés ; d'autres, les muscles courts, affectent de petites dimensions et ont leurs extrémités tellement rapprochées que
les déviations ne sont guère possibles ; d'autres enfin, et ce
sont les plus nombreux, les muscles longs, sont remarqua-
bles par leur longueur et leur petite surface d'implan-
tation. Ces derniers sont libres dans presque tout leur par-
cours. Pour s'opposer aux déplacements, la nature a pourvu
chaque région d'une enveloppe fibreuse protectrice, ap-
pelée aponévrose d'enveloppe, et chaque muscle en parti-
culier d'une gaîne fibreuse, qui n'est qu'une dépendance
de l'aponévrose d'enveloppe. Minces sur les muscles larges,
les aponévroses ne sont plus constituées que par un tissu
cellulaire plus ou moins condensé et disparaissent même
complétement autour des muscles courts ; au contraire,
elles sont très-résistantes quand elles entourent des muscles
longs, et leur énergie est proportionnée au nombre et à la
puissance des muscles qu'elles recouvrent. Les plus fortes
sont celles des membres, parce qu'elles protégent les muscles les plus nombreux et les plus puissants ; leur rôle est
de les empêcher de perdre leurs rapports mutuels, de se
luxer comme les articulations, au milieu des efforts combinés dont ils sont le siége, et surtout de préserver de fu-
nestes tiraillements les ramifications vasculaires et ner-
veuses destinées aux muscles.

· Malgré ces moyens de contention, auxquels s'ajoutent
encore les gaînes tendineuses, il arrive très-fréquemment
que les muscles subissent, sous l'influence de causes di-

verses, des déplacements qui, selon leur étendue et leur nature, détruisent, gênent ou pervertissent leur action physiologique. En examinant ces désordres dans leur ensemble, on s'aperçoit vite : 1° que les muscles peuvent se déplacer sans que leurs membranes protectrices soient nécessairement affectées, ou bien 2° que la déviation musculaire ne se produit qu'à la condition d'une déchirure aponévrotique. Cette dernière sorte de déplacement est ce que l'on appelle la hernie musculaire ; comme je l'ai dit tout à l'heure, c'est un accident de ce genre qui m'a suggéré ce travail ; c'est donc des hernies musculaires que je parlerai spécialement.

Il est bien entendu que je laisse de côté les désordres qui peuvent s'observer dans les grands traumatismes, tels que broiement, rupture, etc., d'un membre par une voiture, une chute d'un lieu élevé, une pierre très-lourde, la poudre à canon, etc.; dans ces conditions, toutes les lésions imaginables sont possibles, et leur énumération serait sans intérêt.

Déplacements musculaires sans lésion des aponévroses.— Les muscles sont susceptibles de se déplacer dans une foule de circonstances diverses, sans qu'il soit nécessaire que leurs aponévroses se déchirent :

Dans les fractures. — Quand un os est brisé, les muscles qui s'y insèrent se trouvent simplement déviés, ou sont déplacés, selon que, la fracture étant en rave, en bec de flûte, simple, compliquée ou composée, les fragments sont eux-mêmes déviés dans leur épaisseur, leur direction, leur longueur, ou de plusieurs de ces manières à la fois. Dans ces circonstances, la lésion osseuse est seule grave ; la réduction opérée, la coaptation assurée, les muscles rentrent d'eux-mêmes à leur place.

Dans les luxations. — Dans les luxations, les déplacements musculaires sont plus manifestes, plus complets, plus étendus ; toujours, en effet, les muscles sont plus ou moins tiraillés, déplacés. Mais ici encore, la chose capitale, c'est la disjonction des surfaces articulaires, et non le glissement des muscles dans telle ou telle direction.

Les changements de direction ou de position des muscles dans les fractures ou les luxations sont très-importants à connaître pour le diagnostic et surtout pour combiner les moyens de réduction. Ils ont été décrits avec précision et très en détail par les auteurs qui ont traité *ex-professo* de ces affections chirurgicales ; ils varient avec chacune d'elles. Comme ils ne sont susceptibles d'aucune règle générale, je ne puis que renvoyer aux savantes descriptions de MM. Malgaigne et Nélaton, qu'on égalera peut-être, mais qu'on ne surpassera jamais en minutieuse exactitude.

Les mêmes auteurs ont signalé les déplacements qui succèdent à des fractures vicieusement consolidées, ou à des luxations non réduites ou imparfaitement réduites. Ils sont bien connus et ne sont l'objet de doute pour personne.

Dans les difformités. — A chaque déformation du corps, à chaque grande courbure des membres correspond une série de changements de formes ou de rapports des tissus de la région. Les causes qui concourent à ces difformités produisent en même temps des déplacements musculaires. C'est ainsi que chaque déformation du torse, chaque grande incurvation des membres supérieurs ou inférieurs, les flexions permanentes de toutes les articulations, les déviations du genou en dedans, les pieds-bots et les mains-bots s'accompagnent de déviations étendues et manifestes des organes actifs du mouvement.

Parmi les causes qui peuvent produire ces accidents, je citerai : 1° la souplesse du tissu osseux chez les enfants rachitiques, son ramollissement dans les ostéomalaxies. Cet état des os les rend inaptes à servir d'appui fixe aux muscles, ou de base solide à la sustentation ;

2° La courbure naturelle des os longs, dont les difformités ne sont dans bien des cas qu'une exagération ;

3° L'action de la pesanteur ; influence des attitudes vicieuses sur certains vices de conformation ;

4° Enfin l'action des muscles eux-mêmes ; prédominance des extenseurs sur les fléchisseurs, et *vice versâ ;* rétraction musculaire dont le rôle a été exagéré, mais qui paraît être cependant la cause la plus active des courbures des membres, surtout chez les rachitiques.

Les membres peuvent s'incurver vicieusement à tous les points de leur longueur, suivant que l'influence qu'ils subissent agit dans tel ou tel sens ; et les déplacements d'organes qui en sont la conséquence présentent nécessairement autant de combinaisons différentes que les courbures offrent de variétés. Heureusement, des changements si variés et si complexes sont soumis à quelques règles fixes qui en simplifient l'étude. Au moyen de ces règles, la courbure d'un membre étant donnée, on peut toujours déterminer les changements de toute nature éprouvés par les muscles, artères, veines et nerfs.

C'est ainsi que les muscles placés entre deux points dont les rapports ont changé tendent à proportionner exactement leur longueur à l'espace compris entre ces deux points. Ceux appliqués à la convexité de la courbure sont tiraillés et amincis ; ceux de la concavité, revenus sur eux-mêmes, épaissis. Si quelquefois il n'y a là qu'un simple raccourcissement, le plus souvent il y a une véritable rétraction. Voilà ce qui se passe dans les déviations simples et peu étendues.

Dans toutes les difformités anciennes, et ceci a été établi par M. J. Guérin dans un savant ouvrage couronné par l'Institut en 1837, les muscles, au lieu de continuer leurs rapports primitifs avec la portion du squelette déviée, tendent à se raccourcir et à se diriger en ligne droite entre les deux points d'insertion. Il est remarquable que cet effet est subordonné à l'action des aponévroses et des coulisses tendineuses. L'aponévrose est-elle forte, le muscle s'adapte à sa surface ; si elle est faible, elle cède lentement à l'influence de la contraction musculaire et ses fibres se dissocient.

Quelquefois les extenseurs peuvent devenir fléchisseurs : témoin ce cul-de-jatte dont parle M. Bouvier, chez lequel la rotule avait été portée en dehors des condyles, et le triceps crural était devenu fléchisseur de la jambe sur la cuisse.

Les déplacements des muscles, en dehors de ceux qui accompagnent les fractures, les luxations, les difformités rachitiques et les grands traumatismes sont très-rares ; ce n'est qu'en passant que les chirurgiens les mentionnent sous les noms de luxation, entorses des muscles.

Hippocrate en indique la possibilité en parlant des luxations de la mâchoire. Il dit : la mâchoire se luxe rarement; toutefois elle éprouve dans les bâillements de fréquentes déviations, telles que celles que produisent *beaucoup d'autres déplacements de muscles ou de tendons.*

En 1694, W. Cooper rapporte une observation de déplacement du tendon du biceps brachial, et partant du long chef de ce muscle. Il ne put faire l'autopsie. On trouve dans Pouteau (1) une observation tendant à démontrer la fréquence des déplacements musculaires, observation qui ne lève pas tous les doutes. Ce chirurgien prétendait que les muscles se déplaçaient souvent sans que leurs gaînes fibreuses, non plus que l'aponévrose d'enveloppe, aient été dilacérées. Il appelait *luxations musculaires* les déplacements de ce genre.

Mothe, de Lyon (2), a réfuté cette doctrine et a démontré d'une manière péremptoire que les exemples de luxation des muscles n'étaient autres que de ces cas de contraction convulsive à laquelle on donne le nom de crampe ; et son opinion a prévalu, à ce point que presque tous les chirurgiens rejettent la possibilité des luxations musculaires.

Mais j'ai hâte d'en venir à la partie la plus neuve de ma communication, je veux parler des hernies musculaires.

HERNIES MUSCULAIRES.

Définition. — On désigne ainsi le déplacement plus ou moins considérable d'un ou de plusieurs muscles hors de l'aponévrose d'enveloppe. Cette simple définition montre que j'en suis arrivé à décrire *les déplacements musculaires nécessairement liés à des déchirures aponévrotiques.*

Historique. — Portal (3) cite trois dissections de cadavres où l'on put constater le déplacement des muscles

---

(1) *Mélanges de chirurgie,* de Pouteau, p. 405.
(2) *Mélanges de chirurgie et de médecine,* de Mothe, t. 1er, p. 283.
(3) *Anatomie médicale,* de Portal, t. 2, p. 142.

hors de leurs gaînes, hors des aponévroses d'enveloppe. La plus remarquable est celle d'un homme tombé du haut d'un édifice, chez lequel on trouva un vaste épanchement sanguin sous le fascia lata, la gaîne du muscle droit déchirée, et ce muscle faisant hernie en plusieurs endroits.

On lit dans le journal hebdomadaire de 1829 (1) : « Un « jeune homme, fils d'un membre du conseil général des « hôpitaux, se fatiguait beaucoup en montant à cheval à « l'anglaise. On sait que cette manière d'aller à cheval fa- « tigue beaucoup les muscles du mollet, qui agissent spé- « cialement dans ce genre d'exercice. Il se forme une tu- « meur à la partie interne et postérieure de la jambe ; le « malade souffre beaucoup de la marche, même de la sta- « tion debout. Des médecins la prennent pour une grosse « varice ; d'autres pour une tumeur dans les nerfs. Du- « puytren reconnaît une hernie musculaire. Il fait appli- « quer un bandage compressif, les douleurs disparaissent « et le malade marche. »

M. Rouillois (2), interne des hôpitaux, rapporte le fait suivant :

Le nommé Boulmer, âgé de 33 ans, raffineur de sucre, d'une forte constitution, brun, bien musclé, entre à l'hôpital le 13 octobre 1829. Il raconte que, il y a quatre mois, à la suite d'un effort violent, en portant contre son ventre une caisse pesant 150 livres, il ressentit aussitôt une vive douleur accompagnée de craquement à la partie interne et supérieure de la cuisse. La douleur fut si vive qu'il tomba en syncope. Il lui fut impossible de se relever ; il dit même que, ayant essayé de marcher, il sentait *quelque chose qui semblait s'embarrasser dans la cuisse.* Ce sont là ses propres expressions.

Il s'aperçut alors d'une petite tumeur grosse comme une noix, située en dedans de la cuisse. Cette tumeur augmenta peu à peu de manière à avoir, au moment de son entrée à l'hôpital, la grosseur d'un petit œuf de poule. Il portait également une hernie inguinale gauche, suite du même effort.

---

(1) *Gazette hebdom.*, n° du 4 juillet 1829 (Clinique de Dupuytren).
(2) Paris, Thèse inaugurale, 1829.

Dans l'aine gauche, à la partie interne de la cuisse, à quatre pouces au-dessous du ligament de Fallope, entre le premier adducteur et le droit interne, on sent sous la peau une petite tumeur, grosse comme un petit œuf de poule, indolente, pâteuse, mobile, sans changement de couleur à la peau ; elle paraît enfoncée entre les muscles. Le malade, en fléchissant un peu la cuisse et la portant en rotation en dehors, fait saillir la tumeur, qui paraît chassée d'entre les muscles, et qu'on peut saisir facilement. Du reste, elle n'est point douloureuse ; seulement elle gêne un peu le malade en marchant.

On pratiqua l'opération le 22 novembre. La peau fut incisée dans l'étendue de trois pouces. On aperçut en face de la plaie une ouverture faite à l'aponévrose fascia lata ; une portion charnue se trouvait engagée dans cette ouverture et se présentait sous l'aspect d'un corps mou, rougeâtre. Jusque-là on ne se doutait pas encore de la nature de la tumeur ; on agrandit l'ouverture aponévrotique et on chercha à saisir *la prétendue tumeur graisseuse ;* impossible de la rencontrer. Alors on fit prendre au malade la position qu'il affectait lorsqu'il avait intention de la faire saillir, et l'on vit que cette tumeur était formée par une portion du muscle premier adducteur qui s'engageait dans l'ouverture faite à l'aponévrose. *La plaie ne fut pas réunie par première intention,* à cause d'un écoulement sanguin fourni par une artère qu'il fut impossible de saisir dans le muscle lui-même ; il fallut recourir à la compression. *Le malade guérit parfaitement.*

M. Warren, dans son traité des tumeurs, dont le plan de classification est basé sur l'anatomie des tissus qui les composent, reconnaît trois espèces et plusieurs variétés de tumeurs musculaires : les mélaniques bénignes ou malignes, les carcinomateuses et les fongoïdes. La tumeur mélanique bénigne ou mélanose musculaire simple est entourée d'un kyste, dit-il. Le fait suivant, qu'il cite pour en donner une idée exacte, me semble n'être autre qu'une *hernie musculaire :*

Une jeune femme se présente pour une tumeur du volume d'un œuf de poule à la partie antérieure de la cuisse. La grosseur s'était déclarée six mois auparavant sans cause appréciable. *Lorsque les muscles étaient mis en relâchement, la tumeur était très-mobile dans le sens latéral ; dans l'état d'extension musculaire, elle restait fixe et dure.* Cette épreuve a suffi pour convaincre M. Warren que le mal avait pour siége la susbtance musculaire. Il a enlevé cette tumeur en excisant une portion du muscle droit vers le milieu de la cuisse. La douleur et la perte sanguine ont été considérables ; mais la malade a guéri. A l'examen, cette tumeur a paru formée *principalement de substance musculaire*, dure et de couleur noire. Il est probable que l'aponévrose avait été déchirée dans une circonstance oubliée de la malade, et qu'une hernie musculaire s'était formée.

Selon M. Jobert (de Lamballe) (1), les hernies musculaires peuvent se produire partout où il y a des muscles longs et puissants entourés de larges aponévroses qui leur sont unies par un tissu cellulaire lâche.

On lit dans Vidal (de Cassis) : Les aponévroses qui servent de gaînes aux muscles, ou qui les maintiennent dans certains rapports, peuvent éprouver des solutions de continuité par le fait du gonflement considérable de ces muscles pendant une violente contraction ou par le fait de cette contraction elle-même, qui tiraille trop fortement les membranes fibreuses donnant insertion aux fibres musculaires.

Les auteurs du *Compendium de chirurgie pratique* admettent les hernies musculaires et s'appuient sur l'observation de Portal.

Il en est de même de Fabre dans son dictionnaire ; mais il n'en cite pas d'exemples.

Mon ami M. Chanet (2), dans son excellente thèse sur les tumeurs de l'aine, cite un exemple de hernie du premier adducteur à travers le fascia lata, survenue brusquement dans un effort pour porter un fardeau sur le ventre, et qui fut prise pour une hernie intestinale réductible.

M. Velpeau rapporte l'observation d'une hernie de ce muscle prise pour un kyste.

-----

(1) *Traité des plaies par armes à feu*, Paris.
(2) Thèse inaugurale, Paris, 1847.

Un chirurgien d'une grande autorité, M. le professeur Nélaton, dans les pages qu'il a consacrées aux maladies chirurgicales des muscles, n'admet pas la possibilité des hernies musculaires. Il dit (1) que ce que les auteurs ont décrit sous le nom d'éraillement des aponévroses, luxation, entorse, hernie des muscles n'était autre chose que des ruptures musculaires.

A ces ruptures, il donne pour symptômes :

1° Un bruit de craquement, quand l'accident a lieu ;

2° Douleur vive instantanée, cessant dans le repos, reparaissant quand le muscle se contracte ;

3° Impossibilité d'exécuter les mouvements auxquels préside le muscle rompu ;

4° Enfoncement plus ou moins facile à constater ; il y a écartement plus ou moins considérable des bords de l'enfoncement, variable avec le relâchement ou la contraction, avec les mouvements mécaniques imprimés ;

5° Ecchymose deux où trois jours après l'accident ; phénomène inconstant, il est vrai ;

6° Enfin, il dit que ces ruptures guérissent vite, sans affaiblir l'énergie musculaire.

L'observation seule de M. Rouillois suffirait pour combattre victorieusement cette manière de voir de l'éminent professeur. — Dans ce cas, en effet, l'opération n'a laissé aucun doute sur la nature de la tumeur.—Mais voici d'autres faits.

Je commence par une observation que je dois à la bienveillance de M. le baron Larrey. La hernie musculaire a été produite dans une manœuvre à cheval par un serrement subit et violent des cuisses. Traitée simplement par la compression, elle est demeurée stationnaire ; le sujet ne put travailler qu'avec un bandage contentif.

---

(1) *Traité de pathologie chirurgicale*, t. 1er, p. 575.

Tumeur à la partie supérieure et interne de la cuisse produite subitement dans un exercice à cheval, prise d'abord pour un kyste.—Ponction exploratrice. — On reconnaît une hernie du muscle premier adducteur. —Application d'un bandage compressif. — (Observation recueillie dans le service de M. le baron Larrey, en 1856, à l'hôpital du Val-de Grâce, salle 29, n° 5 [mois de janvier].)

Rueffy (François), 2ᵉ conducteur, de très-forte constitution, n'a jamais eu de maladies antérieures. Il entra d'abord dans le service de M. Cusco, qui reconnut, à la face supérieure et interne de la cuisse, une tumeur offrant tous les caractères d'un kyste à parois solides, et renfermant probablement un liquide très-dense, à cause de la difficulté de percevoir le phénomène de fluctuation. Une ponction explorative fut faite, mais il ne sortit qu'un peu de sang. Après plusieurs jours d'examen, M. Cusco pensa que cette tumeur pouvait bien être de nature musculaire. Il soumit le malade à M. le baron Larrey, qui le fit entrer dans son service. Voici les quelques renseignements qu'on put avoir :

Il y a un an, dans une manœuvre, ce militaire, voulant retenir, avec la bride, son cheval qui devançait les autres, fit un effort considérable, et comprima fortement les flancs de l'animal entre ses deux cuisses. Aussitôt une douleur se fit sentir dans tout le membre droit, suivie d'un engourdissement qui dura quelques secondes, après quoi cet homme ne ressentit plus rien.

Cette absence de douleur consécutive n'appela aucunement son attention sur la région où elle avait primitivement existé, de sorte qu'il lui est impossible de nous dire s'il y a eu là des signes d'extravasation sanguine.

Ce n'est qu'au bout d'un an qu'il s'aperçut qu'il lui était survenu une tumeur à la région supérieure et interne de la cuisse, de la grosseur d'un très-petit œuf de poule, dont le grand diamètre est vertical, et qui correspond aussi exactement que possible au chef supérieur du muscle premier adducteur de la cuisse. Cette tumeur est tout à fait indolente. Elle donne bien parfois une sensation vague de fluctuation, qui n'existe certainement pas. Quand le membre se contracte, elle durcit très-sensiblement ; quand les muscles sont relâchés, elle n'a qu'une consistance assez faible. Si on explore avec soin sa périphérie, on trouve des bords plus durs que le reste de la tumeur, et qui font penser à une ouverture de l'aponévrose.

Pendant un mois et demi que ce militaire a passé au Val-de-Grâce, on s'est contenté d'exercer une compression légère avec des compresses graduées. On s'est assuré que la tumeur n'augmentait pas de volume et ne faisait pas souffrir. Rueffy, satisfait de pouvoir marcher avec un simple appareil contentif, sortit dans le même état qu'à son entrée.

Nul doute pour nous, comme pour M. le baron Larrey, que ce militaire n'ait été atteint de hernie musculaire par déchirure aponévrotique produite dans un effort considérable.

Rupture de l'aponévrose fémorale produite chez un cavalier au moment où il enfourche son cheval. — Hernie du premier adducteur de la cuisse. — Application d'un bandage compressif. —(Observation recueillie dans mon service au 14e régiment d'artillerie à cheval, en 1858 et 1859.)

Au mois de septembre 1858, le canonnier Barthélemy, de la 5e batterie du 14e régiment d'artillerie, en enfourchant rapidement son cheval qui cherchait à fuir au moment où il se soulevait sur l'étrier, entendit entre ses cuisses un bruit de craquement presque aussi violent qu'un coup de pistolet (sic). Aussitôt il sentit à la partie supérieure interne de la cuisse droite, à trois travers de doigt au-dessous de la racine des bourses, une tumeur du volume d'un œuf de pigeon, assez douloureuse, s'aplatissant sous la pression des doigts. Après quelques instants, elle ne provoqua qu'un peu de gêne et le militaire put, néanmoins, assister à la manœuvre.

Pendant deux mois, pour ne pas être retardé dans ses classes, il tint sa maladie cachée ; le 25 novembre seulement il se présenta à moi dans l'état suivant :

Tumeur en haut de la cuisse droite, en dedans du paquet des vaisseaux fémoraux, au niveau du côté interne du triangle de Scarpa, du volume d'un œuf de poule, sans changement de couleur à la peau, indolente, d'une consistance qui varie selon les mouvements du membre. Dans la station debout, les cuisses étant légèrement écartées, elle est molle. Si on commande de rapprocher les membres pelviens l'un de l'autre, elle devient progressivement très-dure, plus saillante, comme pédiculée. Porte-t-on la cuisse dans l'abduction, la tumeur diminue et finit par devenir imperceptible à l'œil ; alors une compression légère la fait complétement disparaître à travers une ouverture qui peut recevoir quatre doigts, dont les bords tranchants, perpendiculaires à l'axe du fémur, sont semblables à des cordes très-tendues.

Si on applique la main au niveau de la tumeur ainsi réduite, on sent, quand la cuisse passe de l'abduction dans l'adduction, une masse ferme qui tend à s'échapper par l'ouverture dont il vient d'être parlé.

Dans l'exercice, comme dans la marche, les moindres efforts tendent à augmenter les dimensions de la déchirure de l'aponévrose, et partant le volume de la tumeur. Le muscle adducteur n'étant plus efficacement soutenu perd de sa force, et sa fatigue se trahit par une sensation de brisement dans la cuisse.

Les circonstances dans lesquelles la tumeur s'est formée, sa consistance, variable suivant les mouvements de la cuisse, sa réduction, facile par une pression modérée quand le membre est écarté de son congénère, etc., tout me fait diagnostiquer *une hernie musculaire à travers une déchirure de l'aponévrose d'enveloppe de la cuisse. Le muscle déplacé est le premier ou moyen adducteur de la cuisse.*

Après 50 jours passés à l'hôpital de Vincennes, où il est soumis au repos absolu et à une compression légère, Barthélemy part en congé de convalescence. Il reste trois mois dans sa famille, se livrant aux rudes travaux de l'agriculture, sans appareil de contention sur sa tumeur, et nous revient avec sa hernie musculaire, un peu plus volumineuse qu'à sa sortie de l'hôpital, incomplétement réductible dans les mouvements d'abduction ; on dirait qu'elle adhère en bas à l'aponévrose, mais il n'en est rien. Elle est plus gênante que jamais ; dans les mouvements brusques et étendus de la cuisse, elle est le siége de pincements très-douloureux.

Le régiment reçoit l'ordre de mettre des batteries en campagne. Barthélemy est incapable de résister aux fatigues de la guerre ; dans une note au colonel, je conclus qu'il est devenu impropre au service et doit être réformé. Avant de le renvoyer dans ses foyers, au moment de mon départ pour l'Italie (15 juin 1859), je lui recommandai l'usage d'un cuissart lacé pour donner un point d'appui au muscle, sans comprimer trop fortement la cuisse. Ce simple appareil, qui ne guérira pas la hernie, l'empêchera au moins de prendre des dimensions plus considérables, et permettra à Barthélemy de vaquer à ses occupations de cultivateur.

Déchirure de l'aponévrose jambière dans un exercice de gymnastique. — Hernie du muscle jambier antérieur.

Un de mes amis, le docteur L. X..., médecin militaire, porte une hernie musculaire à la jambe gauche. La tumeur est située à quatre travers de doigt plus bas que la tubérosité du tibia, au niveau du sillon qui sépare les muscles jambier antérieur et extenseur commun des orteils ; elle sort par une déchirure de l'aponévrose jambière produite en sautant la rivière dans un exercice de gymnastique. Cette hernie est très-petite (de la grosseur du bout de l'auriculaire), et seulement percep-tible pendant les mouvements de flexion énergique du pied sur la jambe; elle est formée par une portion du muscle jambier antérieur.

M. X... en est atteint depuis 6 ans. Elle n'a pas augmenté, et pourtant elle n'a jamais été maintenue par aucun appareil. Cela tient aux adhé-rences du muscle jambier avec le tibia et l'aponévrose, adhérences qui rendent son déplacement difficile et peu étendu.

Les seuls symptômes observés au moment de l'accident sont un cra-quement accompagné de douleur vive, qui a duré une demi-heure, et a été remplacée par un engourdissement de la partie antérieure de la jambe. Pas d'ecchymose. Le lendemain, il ne restait que ce que l'on observe aujourd'hui. Les mouvements du membre n'en ont jamais souffert.

Comme on le voit, si les opinions de Pouteau ne sont plus admises, et si les luxations musculaires telles qu'il les comprenait sont impossibles, on ne peut nier que les mus-cles puissent se déplacer quand il y a éraillement ou dé-chirure des aponévroses d'enveloppe. Il peut en effet arriver qu'un muscle sorte en partie pendant sa contraction par l'issue qui lui est offerte, et quelquefois même, s'il faut en croire certains auteurs, qu'une portion de ses fibres se trouve comme étranglée. C'est ce qui constitue la *hernie musculaire*.

Étiologie. — D'après la définition de la hernie musculaire, les causes de cette affection ne sont autres que celles de la déchirure aponévrotique à travers laquelle elle se forme.

Les déchirures aponévrotiques peuvent être produites par une arme tranchante ou piquante qui divise les téguments et les aponévroses ; par une contusion violente, l'aponévrose comprimée fortement entre un corps résistant en mouvement et les muscles qu'elle protége se rompt dans une étendue plus ou moins grande ; par un projectile lancé par une arme à feu qui, faisant un séton à travers un membre, brise en route une certaine portion de l'aponévrose sans pénétrer profondément ; enfin par une contraction musculaire énergique et rapide. Cette dernière cause peut être favorisée dans son action par un amincissement naturel d'une aponévrose destinée à des muscles longs et vigoureux ; par un état de faiblesse général des aponévroses, comme cela s'observe chez certains sujets cacochymes à fibres molles ; par la présence d'une ouverture naturelle destinée au passage d'un vaisseau.

M. Jobert (de Lamballe) croit que, dans tous ces cas de rupture d'aponévrose, il peut y avoir hernie musculaire consécutive. Je ne saurais admettre cette manière de voir que dans les cas de plaie par instrument tranchant, de piqûre, de contusion simple, d'effort musculaire, toutes les fois qu'il n'y a pas d'accidents inflammatoires capables d'amener la suppuration. Les plaies par armes tranchantes se réunissent souvent par première intention ; il en est de même des piqûres ; dans ces circonstances, les lèvres de la plaie de l'aponévrose, douées de peu de vie, se cicatrisent isolément, ou plutôt **ne** se cicatrisent pas, et le muscle peut faire saillie à travers la solution de continuité. Les choses se passeront de même si l'aponévrose est rompue par une cause qui ne désorganise pas assez les tissus pour entraîner la suppuration ; les liquides épanchés se résorbent, tout rentre dans l'ordre, mais l'aponévrose ne se ressoude pas.

Quand, au contraire, la cause de la lésion aponévrotique produit des désordres tels qu'il y a contusion violente, attrition des tissus, ou tout au moins de la peau et du tissu cellulaire sous-jacent, comme cela s'observe à la suite d'un choc par un corps volumineux et doué d'une grande force, par un coup de feu, la suppuration s'établit infailliblement, entraîne les parties mortifiées, et, quand le point lésé est devenu une plaie simple de bonne nature, on voit naître des bourgeons charnus qui forment bientôt une cicatrice qui comprendra les bords de l'aponévrose aussi bien que les lèvres de la plaie cutanée. Cette cicatrice sera faible pendant un certain temps, et, si elle est étendue, elle contiendra mal les muscles sous-jacents. Mais l'observation ultérieure fait voir que le tissu inodulaire, en vertu de sa propriété rétractile, réduit petit à petit la cicatrice et constitue définitivement une membrane protectrice très-solide. C'est ce qui arrive dans la guérison des trajets des balles ; dans les mutilations superficielles des membres, soit par traumatisme, soit par opération chirurgicale ; c'est ce qui a guéri le malade de M. Rouillois, celle de M. Warren. Dans ce cas donc, s'il y a hernie musculaire, la hernie n'est que temporaire.

D'après ces courtes considérations, basées sur des faits et sur le raisonnement, j'admets que la hernie musculaire puisse se produire dans les cas de plaies simples d'aponévrose par armes tranchantes ou piquantes, par contusion légère, mais dans certaines conditions seulement ; tandis qu'elle est inévitable toutes les fois que l'aponévrose se rompt dans un effort.

Cette lésion se produit petit à petit ou subitement. Un cavalier, montant d'habitude à l'anglaise, fait souvent des courses longues ; la contraction presque permanente des gastrocnémiens, ou plus exactement la série de leurs contractions rapides et nombreuses fatigue l'aponévrose, ses fibres se dissocient insensiblement vers la ligne médiane du mollet, et un beau jour une petite tumeur se traduit par un

2

peu de gêne dans les mouvements de la jambe. On prend cela pour de la courbature. L'exercice excessif continuant, le mal augmente, et bientôt on constate une hernie musculaire. C'est le fait du malade de Dupuytren.

Ou bien un mouvement brusque et violent, d'autant plus énergique qu'il est plus rapide et que les muscles sont plus puissants, déchire l'aponévrose dans une certaine étendue et incontinent la hernie est manifeste. Par exemple, un cavalier enfourche rapidement son cheval et se déchire l'aponévrose fémorale; un garçon de peine soulève brusquement un fardeau très-lourd, se fait une hernie intestinale, et en même temps une rupture de l'aponévrose de la cuisse; un jeune homme, dans un exercice de gymnastique, fait le saut de la rivière, tombe sans souplesse sur un sol résistant, et se brise l'aponévrose jambière, etc., etc.; voilà tout autant de hernies musculaires.

A la suite des ouvertures accidentelles faites aux aponévroses, soit dans les opérations chirurgicales, soit par les plaies, soit par rupture dans les efforts violents, pour me résumer, il arrive souvent, mais non pas toujours, que dans les instants de leur contraction les muscles passent à travers ces ouvertures et forment des tumeurs, de véritables hernies.

La hernie traumatique peut s'observer chez tous les individus, sans distinction d'âge, de sexe, de profession. La hernie par contraction musculaire est particulière aux cavaliers et aux gens à professions rudes, toutes celles où il faut lever de lourds fardeaux, commissionnaires, garçons marchands de vins, mécaniciens, etc. Comme conséquence de ce qui précède, les femmes en seraient à peu près exemptes, et on ne la verrait que chez les hommes adultes.

Siége. — On les observe partout où il existe des muscles puissants entourés de larges aponévroses, qui leur sont unies par un tissu cellulaire lâche; à la cuisse, à la jambe, à la partie antérieure de la hanche, aux bras, à l'abdomen.

M. Jobert (de Lamballe) parle de hernies de muscles qui se produisent à l'abdomen, sans citer d'observations détaillées. Dans ces circonstances, dit-il, le danger est double, si les deux feuillets de l'aponévrose sont déchirés, car les viscères poussent les muscles, et il peut y avoir entérocèle ou épiplocèle, ou entéro-épiplocèle compliquant la hernie musculaire. Si l'aponévrose abdominale a été détruite dans son feuillet antérieur seulement, le muscle droit fait saillie, mais les viscères ne sortent pas ; il reste de la faiblesse, peu apparente du reste, aux parois du ventre. Il résulte de mes recherches et de mes observations que les hernies musculaires se présentent surtout aux membres abdominaux, plus souvent à la cuisse qu'à la jambe. A la cuisse, la hernie spontanée se produira plutôt en haut et en dedans que partout ailleurs ; les faits le prouvent, l'anatomie en donne la raison. L'aponévrose fémorale est formée de fibres transversales prédominantes et de fibres longitudinales qui s'entremêlent à la manière des fils réciproquement perpendiculaires de la toile. Les fibres longitudinales sont beaucoup plus multipliées en dehors, où elles sont renforcées par les fibres tendineuses du fascia lata, et celles de l'expansion du tendon du grand fessier ; en dedans au contraire l'aponévrose est très-mince. Dans la station, chez les gens à professions pénibles, elle supporte des efforts considérables. On sait que quand on monte à cheval à la française tous les efforts partent des adducteurs ; ces muscles, constamment plus ou moins contractés, compriment la membrane fibreuse qui les enveloppe. Ajoutons que les adhérences de l'aponévrose au bassin et au genou ne lui permettent pas de céder beaucoup à la compression et à l'augmentation de volume des muscles, et on se demandera comment elle ne se déchire pas plus souvent.

Symptomatologie. — Quand la hernie musculaire succède à une plaie ou à un traumatisme, ses débuts sont masqués par les symptômes dominants des blessures par armes tranchantes, piquantes, contondantes. Une fois constituée, elle offre les caractères que je lui assignerai tout à l'heure.

Quand elle se produit par rupture aponévrotique, dans un effort musculaire, les premiers signes varient selon que l'enveloppe fibreuse s'éraille insensiblement, ou qu'elle se fend *subito* dans une étendue suffisante pour permettre au muscle sous-jacent de s'échapper. Dans le premier cas, qui n'a été observé qu'une fois et à la jambe, le blessé ressent après chaque exercice prolongé un peu d'embarras dans la partie malade. Bientôt, c'est un malaise qui, augmentant de jour en jour, finit par gêner les mouvements, et ne tarde pas à les rendre impossibles. Quelques jours de repos calment la douleur, et le malade peut vaquer à ses affaires. S'il marche beaucoup, si ses occupations nécessitent des efforts, la tumeur augmente, et insensiblement atteint des proportions incommodes, incompatibles avec le libre exercice de la partie affectée.

L'aponévrose s'est-elle déchirée brusquement, le blessé a entendu un bruit de craquement dans la partie, quelquefois assez violent pour avoir pu être comparé à un coup de pistolet ; le muscle qui sort de sa gaîne perd de sa force, l'équilibre qu'il tend à établir avec ses voisins se rompt, et, si le sujet est à pied, il peut s'affaisser sur lui-même. Un sentiment de douleur, en général intense mais fugace, lui fait porter la main sur le siége de la déchirure, et il y sent une petite tumeur ; une fois la douleur a été si vive que le blessé est tombé en syncope. S'il ne consulte pas de médecin, et c'est ce qui est arrivé dans tous les cas que j'ai recueillis, le repos et des moyens simples calmeront l'endolorissement, et il reprendra ses travaux sans se préoccuper d'un accident de si peu de gravité apparente ; avec le temps il se développera une grosseur qui fatalement compromettra l'intégrité de la locomotion ou des actes plus importants.

Arrivée à ce degré, dans l'une et l'autre circonstances, elle réclame les secours de l'art, et voici ce que le médecin trouve :

Une tumeur de volume variable, depuis la grosseur d'une noisette jusqu'à celle d'un gros œuf de poule ; sans adhérence à la peau, qui a conservé sa mobilité et sa couleur normales ; paraissant sortir d'entre les muscles à travers l'aponévrose d'enveloppe par une ouverture dont on sent très-bien les bords quand on a placé dans l'état de repos les muscles de la région ; pouvant présenter tous les degrés de densité, depuis la flaccidité d'un muscle en repos jusqu'à la dureté du biceps brachial dans ses contractions les plus énergiques. Ces changements de consistance sont liés à des changements d'état des organes qui la composent.

Une tumeur qui augmente ou diminue de volume et de résistance pendant les mouvements, suivant que les muscles herniés se contractent ou entrent en résolution.

Tumeur irréductible spontanément, à moins qu'elle ne soit très-petite et soit formée par un muscle adhérant largement à un os, comme le jambier antérieur par exemple, (dans ce cas même elle n'est perceptible que pendant les contractions musculaires énergiques) ; réduite par une légère pression des doigts combinée à une position qui place dans l'inertie les parties constituantes.

Tumeur non pédiculée ; donnant, quand les muscles sont relâchés, une sensation de fausse fluctuation ; presque toujours indolente ; causant de la gêne dans les mouvements confiés aux muscles qui la forment. Le membre a moins d'énergie, et se fatigue plus vite. Dans les mouvements très-étendus et très-forts, le malade ressent quelquefois des pincements douloureux dans la hernie, pincements qui augmentent à mesure que la déchirure s'agrandit et que la réduction devient plus difficile et moins parfaite.

On a dit que quelquefois il y avait étranglement de la tumeur qui nécessite une prompte intervention de la chirurgie. Je ne crois guère à la possibilité de cet accident dans les conditions de ce genre. Le système musculaire s'enflamme difficilement, à tel point que, à part le psoïtis, la myosite est à démontrer. Les aponévroses et les muscles étant réfractaires à l'inflammation, comment comprendre l'étranglement dans la hernie musculaire ? Pour qu'il ait lieu, il faut que la circulation soit gênée, et comment le serait-elle, puisque la déchirure aponévrotique agrandit l'espace que les organes occupent ? Tout ce qui peut arriver, c'est que le muscle soit pincé dans les mouvements étendus et brusques quand la tumeur est volumineuse ; de là à l'étranglement il y a loin.

Regardée par transparence, la hernie musculaire est opaque ; à la percussion, elle donne un son mat. Les résultats de l'observation stéthoscopique sont négatifs.

Diagnostic différentiel. — Jusqu'à présent les hernies musculaires par rupture aponévrotique ont été observées : au mollet (Dupuytren), au niveau du jambier antérieur (Mourlon), au niveau du droit antérieur de la cuisse (Portal, Warren), au pli de l'aine (Dupuytren, Rouillois, MM. Velpeau, Chanet, H. Larrey et Mourlon); à la paroi abdominale (M. Jobert de Lamballe).

Voyons quelles affections on peut confondre avec la hernie musculaire dans ces diverses régions.

Les hernies musculaires dont Portal nous a laissé l'histoire ont été reconnues à l'autopsie.

Celle rapportée par M. Warren a été prise pour une tumeur mélanique; l'opération lui fit voir qu'elle était presque entièrement musculaire; nous avons vu qu'elle était probablement toute musculaire.

Dans l'observation de Dupuytren, on voit une hernie musculaire prise par les uns pour une varice, par d'autres pour un névrôme.

Le cas dû à M. Rouillois fut regardé comme une tumeur graisseuse; l'illusion ne cessa qu'après l'opération.

M. Cusco avait d'abord diagnostiqué un kyste à parois solides dans le fait que je dois à l'obligeance de M. le baron Larrey.

Celui de M. Velpeau avait été pris pour un kyste; celui de mon ami Chanet pour une hernie intestinale réductible.

D'où il résulte qu'au mollet, la hernie musculaire peut être prise pour une varice ou pour un névrôme; à la partie antérieure de la cuisse, pour une tumeur mélanique ; au pli de l'aine, pour un kyste, une tumeur graisseuse ou une hernie. J'ajouterai que dans cette région elle peut avoir les apparences d'anévrisme, d'abcès par congestion, de varices, de luxation du fémur en haut et en avant, de dilatation des vaisseaux lymphatiques, de l'hydatidocèle, de l'orchiocèle et même de l'ovarioncie ou hernie de l'ovaire; à la paroi abdominale, elle peut être prise pour une entérocèle ou toute autre hernie; dans toutes les régions du corps en général, pour une varice, un névrôme, une loupe ou un kyste quelconque, ou une rupture musculaire.

Je vais esquisser rapidement la symptomatologie de chacune de ces affections et dire en quoi la hernie musculaire s'en distingue.

Avant tout, il importe d'établir les différences qui existent entre la hernie musculaire et la rupture musculaire qui, selon M. Nélaton, résumerait tout ce qu'on a décrit sous les noms d'éraillement des aponévroses, entorse et hernie des muscles.

Rupture musculaire.	*Hernie musculaire.*
1° Bruit de craquement, au moment de l'accident.	1° Bruit de craquement, quand elle se produit subitement. — Pas de bruit quand la déchirure de l'aponévrose se fait petit à petit.
2° Douleur vive instantanée, cessant dans le repos, reparaissant quand le muscle se contracte.	2° Douleur vive au moment de l'accident, cessant au bout de quelques minutes ou quelques heures, ne se réveillant pas dans les mouvements physiologiques ou imprimés.
3° Impossibilité d'exécuter les mouvements auxquels préside le muscle rompu.	3° Les mouvements confiés au muscle sont toujours possibles, même immédiatement après la production de la hernie.
4° Enfoncement ± facile à constater; il y a écartement ± considérable des bords de l'enfoncement, variable avec le relâchement ou la contraction, avec les mouvements mécaniques imprimés.	4° Toujours tumeur plus ou moins grande. — Jamais d'enfoncement. — En déprimant la hernie, on sent les bords de la déchirure de l'aponévrose. — Dès qu'on cesse de comprimer, la tumeur reparaît.
5° Ecchymose deux ou trois jours après l'accident. — Phénomène inconstant, il est vrai.	5° L'ecchymose n'a pas été signalée dans les observations que j'ai relevées, ni dans celles qui me sont particulières.
6° Enfin, les ruptures guérissent vite, sans affaiblir l'énergie musculaire.	6° Jamais la hernie musculaire ne guérit sans opération. — Les muscles ont moins de force si on ne les soutient pas, soit avec une bande roulée, soit avec un bandage.

Hernie musculaire.	*Entérocèle.*
N'augmente pas par la toux, l'éternuement, ni pendant la digestion.	Tumeur rénitente, élastique, uniforme, augmentant par la toux, l'éternuement; dans ces conditions, elle grossit comme par insufflation et donne à la main une impulsion très-forte; elle augmente pendant la digestion. Se réduit facilement et rentre dans le ventre avec bruit de gargouillement.
Toujours matité à la percussion.	La percussion donne de la matité ou de la sonorité, selon qu'elle contient des matières

Jamais de complications du côté du ventre.

Densité variable selon les mouvements imprimés aux muscles de la région malade.

Pas de tiraillements de l'estomac.

Toujours réductible.
Rarement douloureuse spontanément. — Jamais douloureuse à la pression.

Indolente.
Ne gonfle pas à l'époque des règles.
Ne provoque pas de tiraillement dans l'abdomen, quelque mouvement qu'on fasse ou qu'on imprime.

Pas de battements. — Pas de souffle. — Mouvement d'expansion, seulement quand on contracte les muscles. — Son volume n'est pas modifié par la pression au-dessus ou au-dessous

Pas de fluctuation franche.

---

fécales ou des gaz. Elle est assez souvent le siége de coliques ; si elle ne rentre pas, il y a constipation, nausées, vomissements, symptômes d'étranglement.

Épiplocèle.

Diffère de la précédente, parce qu'elle est irrégulière, bosselée, molle, pâteuse ; se réduit petit à petit, sans jamais produire de gargouillement. — Son mat. — Un signe pathognomonique de cette affection, c'est un tiraillement douloureux de l'estomac après le repas, tiraillement qui cesse quand on fléchit fortement le tronc.

Orchiocèle.

Arnaud cite un cas de hernie du testicule engagé dans le canal crural et pris pour une hernie irréductible, qui aurait pu simuler une hernie musculaire. Mais dans l'orchiocèle, il y a :

1° Absence du testicule dans le scrotum ;
2° Présence à l'aine d'un corps de même forme que le testicule ;
3° Douleur énervante caractéristique à la pression.

Ovarioncie.

Les OEuvres de Lassus contiennent des exemples de descente de l'ovaire dans le canal crural. Murat en cite un cas remarquable (*Dictionn. des sciences médic.*, t. 39, p. 35). C'est une tumeur presque toujours douloureuse, de forme ovoïde, sans changement de couleur à la peau, qui se gonfle à l'époque des règles. Est le siége de tiraillements quand la malade se couche du côté opposé, et quand le chirurgien ramène le col de l'utérus de ce côté.

Anévrisme.

Battements isochrones au pouls ; souffle et mouvement d'expansion. — Augmentation de volume, tension plus considérable quand on comprime l'artère au-dessous de la tumeur. — Tels sont les caractères saillants de l'anévrisme.

Abcès par congestion.

Tumeur plus ou moins volumineuse, indolente à la pression, fluctuante, ordinaire-

La toux ne lui communique aucune impulsion.

On ne sent rien dans le bassin pendant la réduction.

Reparaît dès qu'on cesse de comprimer, non pas lentement, mais subitement.

Pas de douleur au siége de la hernie, ni ailleurs.

ment circonscrite, sans changement de couleur à la peau ; la toux lui communique une impulsion et la grossit.

Tumeur réductible ; en enfonçant la main dans la fosse iliaque pendant la réduction, on sent le liquide remonter.—Reparaît lentement quand on cesse de comprimer.—Souvent il y a douleur au siége de la suppuration, quand on comprime et réduit. En outre, on observe des symptômes du côté des organes malades..

1° Colonne vertébrale.—Os coxal.—Articulation coxo-fémorale.—Dans ce cas, le pus fuse dans la gaîne du psoas et arrive au petit trochanter. Il peut aussi y venir par la communication qui existe entre l'articulation et la capsule du muscle ;

2° Poumons, médiastin, reins, tissu-cellulaire extra-péritonéal.—Le pus descend au-devant du fascia-iliaca, et pénètre avec les vaisseaux dans le canal crural.

Varices.

Pas de coloration bleuâtre de la peau.

Pas de changement de volume, qu'on presse au-dessus ou au-dessous.

Elles se reconnaissent à la coloration bleuâtre de la peau, à ce qu'elles diminuent et s'affaissent quand on comprime au-dessous, augmentent quand la compression s'exerce au-dessus.

Luxation du fémur en haut et en avant.

N'a jamais la consistance osseuse.

Pas de raccourcissement du membre.

Pas de déformation de la fesse.

La tête du fémur forme à l'aine une tumeur ronde, de consistance osseuse, soulevant et rejetant les vaisseaux fémoraux en dedans. —Raccourcissement du membre, qui est dans l'abduction avec rotation en dehors ; applatissement de la fesse.—Le grand trochanter est sur la même ligne verticale que l'épine iliaque antéro-supérieure.

Kystes.

A défaut de renseignements sur l'origine du mal, la tumeur musculaire se distinguera par sa réductibilité complète et constante, sa dureté dans l'adduction énergique de la cuisse, son défaut de transparence.

Tumeurs irréductibles et mobiles.—Pas de signes fonctionnels. — Quelquefois fluctuation, transparence. Panis (1) cite l'observation d'une hydatidocèle située dans l'aine et qu'on avait prise pour une hernie. Dupuytren s'aperçut qu'elle était fluctuante, transparente, réductible en partie ; il incisa et n'enleva pas le kyste, parce qu'il siégeait sur l'artère crurale. M. Pigeottes, de Troyes,

(1) Thèse inaugurale, 1829, Paris.

Ici même, la réductibilité et la densité variant avec les mouvements, suffisent pour lever le doute.

en trouva une petite en disséquant le cadavre d'une femme morte d'hypertrophie du cœur.

Mais le kyste peut se remplir de fausses membranes, s'épaissir et sa cavité disparaître ; alors plus de transparence ni de fluctuation. De plus, il peut y avoir connexion intime avec l'arcade ; exemple : Sur le cadavre d'une femme, on trouva une tumeur globuleuse du volume d'une petite noix, d'une élasticité remarquable, placée immédiatement au-dessous du bord inférieur du ligament de Fallope, ressemblant aux hernies marronnées, mais ne rentrant point par la pression. On crut que c'était une hernie crurale irréductible, mais c'était tout simplement une hydatide adhérente au ligament de Fallope (2).

Loupes.

L'erreur n'est guère possible quand la loupe est superficielle.— Quand elle est profonde, on ne sent pas les bords tranchants de l'ouverture aponévrotique ; le muscle est soulevé en masse et ne forme pas une tumeur bien circonscrite.

Tumeurs superficielles, bosselées, irréductibles, quelquefois cachées sous les muscles.

Dilatation des lymphatiques.

La réductibilité fait disparaître la hernie musculaire ; les tumeurs des lymphatiques sont toujours faciles à sentir, toujours les mêmes.

Amussat rapporte le cas d'un homme qui portait deux tumeurs de l'aine prises pendant six ans pour des hernies. L'autopsie montra que les vaisseaux lymphatiques étaient tellement dilatés qu'ils formaient des poches du volume d'une noix remplies de pus.

Névrômes.

Sont situés sur le trajet des nerfs ; sont mobiles latéralement, mais ne peuvent être déplacés qu'avec peine ; ils occasionnent alors de très-vives douleurs. La hernie musculaire est indolente, réductible ; rarement elle siége sur un filet nerveux. Ce sont ces signes qui ont fait rejeter à Dupuytren l'idée de l'existence d'un névrôme chez le fils de l'administrateur des hôpitaux, et l'amenèrent à reconnaître une hernie musculaire.

---

(1) *Archives générales de médecine*, t. 19, p. 581.

Pronostic. — La hernie musculaire n'est pas ce que l'on appelle une maladie grave : elle ne met jamais la vie en danger, à moins qu'elle ne siége à l'abdomen et ne se complique de hernie intestinale. Elle compromet seulement le jeu régulier des fonctions d'un membre, et gêne plus ou moins considérablement les mouvements confiés aux muscles qui se déplacent.

Elle ne guérit jamais seule.

Abandonnée à elle même, elle augmente de jour en jour, et on conçoit que, au membre inférieur, elle puisse rendre par ses progrès la marche très-difficile, même impossible. J'en excepte toutefois le cas où elle est formée par le jambier antérieur, ou tout autre muscle de la région antéro-externe de la jambe ; grâce aux adhérences d'insertion de ces muscles avec l'aponévrose en haut, avec le ligament inter-osseux dans la profondeur, les déplacements sont très-rares et très-peu étendus dans cette région. La seule observation que j'en connaisse me prouve qu'ils sont sans effet fâcheux sur la locomotion physiologique.

De la déchirure de l'aponévrose fémorale au niveau du premier adducteur il ne résulte pas seulement de la gêne dans les fonctions de ce muscle ; les deux autres adducteurs, en partie contenus par le premier, sont déviés dans leur contraction ; une conséquence forcée de cet accident, c'est une diminution d'énergie et une tendance au déplacement des demi-membraneux et demi-tendineux, qui trouvent normalement dans les contractions du grand adducteur un moyen de contention qui les préserve de toute déviation. Aussi Barthélemy se plaignait-il de courbature dans toute la partie interne et postérieure de la cuisse, dès qu'il avait marché pendant quelques heures.

Traitement. — Les malades dont j'ai rapporté l'histoire ont été traités les uns par la compression, les autres par l'incision. Les premiers ont été soulagés, les autres ont guéri. D'où, deux traitements des hernies musculaires : traitement palliatif et traitement radical ; le premier, seul recommandé par les auteurs ; le second, révélé par les succès qu'il a donnés dans les cas où l'on avait méconnu la nature du mal, et que je conseille de préférence à tout autre, à cause de son efficacité certaine et de son innocuité.

Traitement palliatif. — Tous les auteurs disent qu'il faut traiter la hernie musculaire par la compression. Ce n'est que quand il y a des symptômes d'étranglement, et nous avons vu combien ils doivent être rares, qu'ils veulent qu'on débride. Les plus prudents n'osent pas inciser, et indiquent l'incision sous-cutanée comme préférable et plus inoffensive.

L'incision sous-cutanée fait cesser l'étranglement s'il en existe, mais elle ne procure pas la guérison. Elle agrandit l'ouverture à travers laquelle le muscle s'échappe de sa gaîne, remplaçant ainsi une tumeur gênante par une véritable infirmité.

Un bandage bien appliqué contiendra parfaitement la tumeur, mais il sera très-incommode et ne guérira jamais. Les aponévroses sont des membranes qui ne vivent que par imbibition, ne se renouvellent pas quand elles ont été détruites, ni ne se réunissent spontanément quand elles ont été dilacérées. Cela tient à leur structure fibreuse pure et simple, sans vaisseaux ni nerfs propres. La guérison par le bandage n'est donc pas probable, je dirai même est impossible. Aussi réservé-je ce moyen purement palliatif aux cas de hernies musculaires des parois abdominales compliquées de hernie intestinale. Ici, contenir la tumeur sera la règle, comme il est de règle de n'opérer une hernie intestinale que lorsqu'elle est étranglée.

Toutefois, si l'on a affaire à un malade pusillanime qui refuse toute opération, voici les ressources chirurgicales dont notre art dispose :

L'appareil le plus simple consiste à appliquer des compresses graduées qu'on maintient par quelques tours de bandes ; les appareils lacés sont commodes, ils permettent de graduer la compression, mais ils sont longs à mettre et à ôter, considération qui n'est pas sans valeur pour les ouvriers, dont les heures sont comptées ; les bas élastiques, les bandes élastiques sont également d'un bon usage, ils tiennent bien, mais ils sont douloureux quelquefois, compriment trop dans les premiers moments, et échauffent toujours beaucoup les parties ; dans certaines régions, le bandage herniaire plus ou moins modifié rendra des services.

A la jambe, on appliquera un bas élastique ou un bas lacé. Celui-ci contient la tumeur sans produire cette constriction désagréable que je reprochais tout à l'heure au caoutchouc. Tous deux préservent des varices.

A la cuisse, il faut renoncer au bas élastique, qui serait trop embarrassant. Un simple cuissart lacé suffit, mais il comprime la saphène interne et peut faire développer des varices. Les compresses graduées ont été très-utiles à Barthélemy.

Au bras, un simple bracelet, élastique ou non, empêchera la déchirure aponévrotique de s'étendre, et donnera au biceps un appui suffisant.

A l'abdomen, le bandage herniaire français à la rigueur suffira ; mais il est gênant et se déplace facilement ; de plus il irrite la peau, qui devient rouge et s'excorie. J'aimerais mieux tout simplement un bandage de corps, ou une ceinture, qui embrasserait tout le ventre, et presserait sur une petite pelote fixée dans son épaisseur au niveau de la hernie.

Traitement radical. — Il est triste de condamner à porter pendant toute leur vie un bandage des malades atteints d'une infirmité qui guérit sûrement par une opération simple et exempte de dangers. Je rejette le traitement palliatif, et je veux que, à part le cas où elle siége à l'abdomen, la hernie musculaire soit toujours opérée.

Si je place la déchirure aponévrotique dans des conditions de réunion forcée, la hernie guérira. Ces conditions sont faciles à obtenir ; il suffit de faire, au niveau de la tumeur, une incision à la peau ayant la même étendue que l'ouverture de l'aponévrose, puis de panser avec un tampon de charpie sèche pour faire suppurer. La cicatrice qui comblera cette plaie comprendra le tissu cellulaire lâche qui recouvre les muscles, l'aponévrose, le tissu cellulaire sous-cutané et la peau ; elle sera linéaire, forte, et replacera le muscle dans ses conditions normales de fonctionnement. Il y aura bien pendant quelques jours une légère adhérence du muscle avec la cicatrice ; mais les mouvements imprimés, l'exercice ne tarderont pas à rendre au muscle son activité et son aisance primitives.

Voilà du raisonnement. Voyons ce que nous disent les faits.

Tous les jours on a occasion d'observer les plaies étendues qui ont mis les muscles à nu et qui suppurent, par exemple, les larges blessures produites par les armes tranchantes ; les surfaces blessées se couvrent de bourgeons charnus qui forment une cicatrice réunissant tous les tissus compris dans l'étendue de la solution de continuité. Jamais on ne voit de hernies musculaires consécutives.

Les opérations pratiquées chez les malades de MM. Rouillois et Warren ont été suivies de guérison parfaite.

Enfin il arrive souvent que, pour enlever des tumeurs, pour ouvrir des abcès profonds, les chirurgiens incisent largement les aponévroses et produisent des hernies musculaires, et ces hernies guérissent toujours très-vite, sans qu'on s'en occupe spécialement. C'est l'argument le plus péremptoire que je puisse fournir à l'appui de la méthode radicale que je propose. Je puis citer, entre autres, une observation que je dois encore à M. le baron Larrey.

Ce chirurgien éminent reçut dans son service, salle 29, n° 22, en mars 1856, un nommé Gilbertas, fusilier au 50e de ligne, atteint, dans la convalescence d'une fièvre typhoïde grave, d'un gonflement considérable de la jambe gauche. Au bout de quelques jours, ayant diagnostiqué un abcès, et incisé au milieu des gastrocnémiens, jusque sur les muscles profonds de la jambe, un flot de pus en sort ; les jumeaux sont à découvert dans une étendue de 7 ou 8 centimètres. La suppuration dure quinze jours ; le foyer se déterge, la plaie se comble, et une cicatrice comprenant l'aponévrose jambière postérieure contient les muscles du mollet, et leur permet de se contracter avec autant d'énergie que précédemment.

Il m'est arrivé à moi-même, à peu près dans des circonstances identiques, de produire une hernie musculaire, qui a guéri très-vite. C'est par l'exposé de ce fait que je terminerai ce que j'avais à dire des hernies musculaires.

Phlegmon profond de la cuisse.— Ouverture d'un énorme abcès en dehors du triangle de Scarpa.—Saillie du couturier entre les lèvres de l'incision.—Guérison.

Balex, cavalier de la 2ᵉ compagnie du train des équipages de la garde, 27 ans, bien musclé et de constitution bonne, ressentit, le 15 février 1861, à la suite de grandes fatigues, une violente douleur dans le haut de la cuisse droite. Après deux jours de repos et d'application de cataplasmes, il survint quelques frissons, une fièvre assez forte, un gonflement très-douloureux de la partie antéro-supérieure de la cuisse. Je reconnus les débuts d'un phlegmon et je plaçai Balex à l'infirmerie (17 février).

Traitement. Frictions mercurielles et cataplasmes laudanisés nuit et jour, diète, tisane d'orge. — 19 février, tuméfaction, rougeur, sensation vague de fluctuation, douleur pulsative.—Pas de sommeil.—Pressentant qu'il existe une suppuration profonde, je plonge mon bistouri au delà de l'aponévrose, que j'incise largement de haut en bas, au niveau du bord externe du triangle de Scarpa. La plaie produite a au moins quatre centimètres de long ; un flot de pus s'en échappe.— Pansement simple, mèche.—20, suppuration abondante, mèche. Le malade mange un peu. — 25. La suppuration diminue. Une masse charnue se présente entre les lèvres de la plaie ; elle augmente et durcit dans les mouvements de flexion et d'adduction combinés de la cuisse. *C'est le couturier qui fait hernie.* — Traitement. Pansement simple, extension permanente du membre. — 1ᵉʳ mars. La plaie se resserre et est en voie de guérison.— 4. La plaie est fermée. — 25. La cicatrice est réduite à une ligne, et il n'y a plus de tumeur musculaire.

FIN.

274